ÉTABLISSEMENT

destiné au Traitement

DES DIFFORMITÉS,

DIRIGÉ

PAR M. JAL,

DOCTEUR EN MÉDECINE.

L'Etablissement
est situé
à Bois-Pré-Eau, commune d'Oullins,
près Lyon.

LYON. IMPRIMERIE DE LOUIS PERRIN.

ÉTABLISSEMENT

DESTINÉ AU

Traitement des Difformités

chez les personnes du sexe féminin.

———

Une année s'est écoulée depuis que nous avons formé un établissement pour le traitement des difformités chez les personnes du sexe féminin. Nous ne nous étions pas dissimulé l'étendue de nos obligations, et les difficultés de plus d'un genre que nous aurions à vaincre. Les honorables témoignages de la confiance publique ont soutenu notre zèle, et les heureux résultats que nous avons déjà obtenus, n'ont été qu'un motif pour redoubler nos efforts.

Cependant, voulant soumettre au jugement des médecins, les agens thérapeutiques que nous empruntons à la mécanique, le local que nous avons choisi pour notre établissement, et les soins que reçoivent les malades qui nous sont confiées, nous avons demandé à la Société de médecine de Lyon de vouloir bien nommer une commission pour procéder à l'examen de notre maison orthopédique, et en faire un rapport à cette Société. Nous avons trouvé des juges impartiaux dans les hommes de mérite qui la composaient, et puisé dans leurs conseils et leurs encouragemens de nouvelles forces pour atteindre le but que nous nous sommes proposé.

Nous n'avons rien négligé pour y parvenir. Les

plus grands soins ont été apportés dans la confection de nos appareils qui s'exécutent soús nos yeux, et aucun perfectionnement utile n'a été oublié.

Les relations bienveillantes que M. le professeur Maisonabe a bien voulu établir avec nous, nous ont mis dans le cas d'employer l'appareil qu'il a inventé pour opérer le redressement de la colonne vertébrale déviée. Six mois d'expérience nous ont démontré sa supériorité sur ceux mis en usage jusqu'à nos jours. La possibilité d'acquérir le degré d'extensibilité de la colonne vertébrale, de connaître le point de la résistance, et d'éviter le danger qui peut résulter d'une extension faite au moyen de machines dont la force n'est pas calculée, sont des avantages assez précieux pour que nous ayons donné la préférence à l'appareil de M. Maisonabe, qui en a retiré de grands avantages dans l'établissement qu'il dirige à Paris. Mais à l'exemple de ce grand praticien, nous ne craindrons pas de dire que l'homme de l'art seul est appelé, par ses connaissances anatomiques, à obtenir de ce moyen orthopédique, comme de tous les autres, tout le succès qu'on peut en attendre.

Nous avons mis tous nos soins à procurer à nos malades, ce qui peut leur être utile et agréable. Des appartemens commodes leurs sont destinés, un clos immense leur est entièrement consacré, et dans les vastes promenades qu'il renferme, aucun regard curieux ou indiscret ne peut les fatiguer, ni la présence d'aucune personne étrangère troubler leurs jeux et leurs plaisirs.

C'est pour ne rien laisser à désirer, que nous avons attaché un aumônier à notre maison, afin que nos jeunes malades puissent se livrer à leurs exercices de piété, sans sortir de l'établissement et sans échap-

per à la surveillance continuelle dont elles sont en
tourées.

Ces avantages ont été bien appréciés, et nous
avons reçu des parens qui nous ont confié leurs demoiselles, des témoignages de leur satisfaction.

Les mères de famille qui désirent accompagner
leurs enfans dans notre établissement, y trouvent
des appartemens fort agréables. On y reçoit aussi
les femmes de chambre et les gouvernantes qui sont
attachées au service personnel des malades.

Les personnes qui le demandent sont logées dans
les appartemens particuliers, où elles reçoivent tous
les soins qu'exigent leurs difformités.

Nous accueillerons comme par le passé, avec le
plus grand plaisir, les médecins qui voudront bien
nous faire l'honneur de visiter notre établissement,
et nous nous empresserons de réclamer leurs conseils, pour le traitement des malades qu'ils nous auront adressées.

La proximité de la ville, la beauté de la route,
et la facilité que l'on a pour la parcourir, offrent aux
parens et aux médecins, la faculté de visiter quand
ils le veulent, leurs enfans et leurs malades.

Les personnes qui désireraient de plus amples
renseignemens sur notre maison, voudront bien s'a-
dresser à nous, seul propriétaire et directeur de l'é-
tablissement, au domaine de Bois-Préaux, à Oullins
près Lyon.

Le 15 mars 1826.   Cl. JAL.

Nous joignons ici le rapport fait à la Société de Médecine de Lyon, par M. le docteur Beaumers.

LYON, le 8 novembre 1825.

Le Secrétaire Général de la Société de Médecine de Lyon,

A Monsieur Jal, docteur en médecine.

MONSIEUR,

La Société de Médecine de Lyon a entendu, dans sa dernière séance, la lecture du Rapport fait par M. Beaumers, au nom d'une commission nommée par elle, sur votre demande, pour examiner l'établissement d'orthopédie, spécialement destiné à guérir les incurvations de la colonne vertébrale, que vous avez formé à Oullins. Je m'empresse de vous annoncer que la Société a approuvé la rédaction du Rapport et en a adopté les conclusions à l'unanimité.

J'ai l'honneur d'être, Monsieur, avec la considération la plus distinguée,

Votre très humble et très obéissant serviteur,

Pichard,

D. M. P.

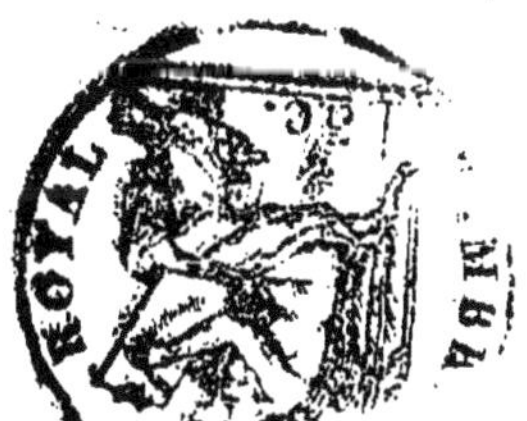

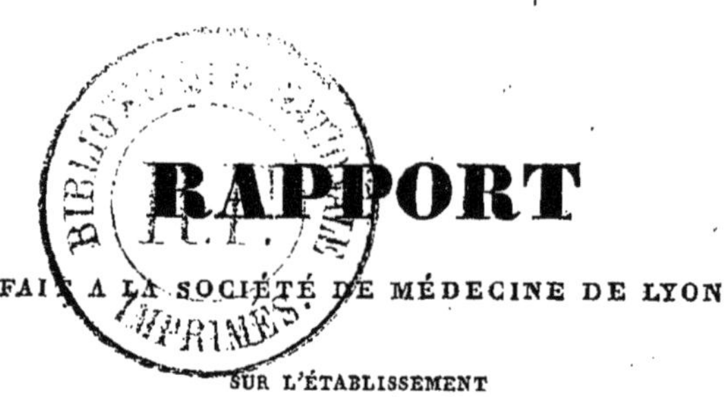

RAPPORT

FAIT A LA SOCIÉTÉ DE MÉDECINE DE LYON

SUR L'ÉTABLISSEMENT

DIRIGÉ PAR M. LE DOCTEUR JAL.

RAPPORT

Fait à la Soiétcé de Médecine de Lyon

DANS LA SÉANCE DU 7 NOVEMBRE 1825,

sur

l'Établissement orthopédique

Dirigé par M^r le Docteur Jal.

******

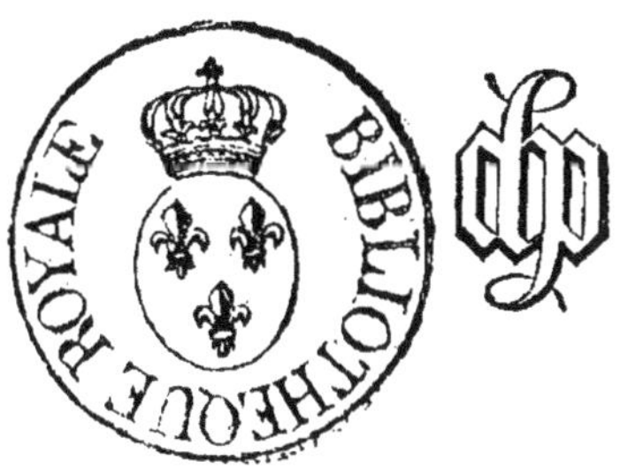

A LYON,

DE L'IMPRIMERIE DE LOUIS PERRIN,

SUCCESS. DE DURAND ET PERRIN,

GRANDE RUE MERCIÈRE, N.º 49.

1826.

RAPPORT

Fait à la Société de Médecine de Lyon

SUR L'ÉTABLISSEMENT

DIRIGÉ PAR M. LE DOCTEUR JAL.

———

Messieurs,

Si parmi les nombreuses entreprises qui si-
gnalent l'époque actuelle, la plupart ne tendent
qu'à augmenter notre bien-être, à multiplier
nos jouissances ; il en est du moins quelques-
unes qui ont pour but le perfectionnement de
l'espèce humaine et l'amélioration de son sort.
Tels sont, à ce double titre, les établissemens
orthopédiques, sorte de gymnase, où, sans ins-

trument de douleur, sans médication pharma-
ceutique dégoûtante, mais à l'aide de quelques
machines ingénieuses, secondées de l'observation
rigoureuse des règles hygiéniques, et surtout de
l'exercice, l'art parvient, à force de zèle et de
soins de la part du médecin, de patience et de
docilité du côté des malades, à détruire, ou au
moins à corriger des difformités acquises et même apportées en naissant; institution vraiment
philanthropique, digne à-la-fois d'éloges et d'encouragemens, et dont la médecine moderne a
seule le droit de revendiquer l'honneur.

C'est sur un établissement de cette nature,
créé par le docteur Jal, et spécialement destiné
aux personnes du sexe féminin, que vous avez
chargé une commission composée de MM. Mon-
tain, Janson, Sénac, Chapeau et moi, de vous
faire un rapport; commission à laquelle ont bien
voulu se joindre notre honorable secrétaire général, et le docteur Rapou, auteur de l'appareil fumigatoire construit dans l'établissement de
M. Jal. Je viens, en leur nom, m'acquitter de
ce devoir. Les améliorations que méditait le docteur Jal, et qu'il a successivement introduites
dans le traitement des déviations du rachis, la
lutte qui s'est ouverte entre les partisans et quel-

ques détracteurs outrés de la méthode nouvelle, et, en conséquence de cette diversité d'opinions entre des médecins recommandables par leur instruction et leur amour pour le bien public, la nécessité d'observer les personnes soumises à l'action des machines, afin de bien apprécier leurs effets, et d'être à même de décider si la méthode en question doit être adoptée ou rejetée, tels sont les motifs qui ont mis votre rapporteur dans le cas d'attendre jusqu'à ce jour pour remplir sa mission.

Avant de vous entretenir de l'établissement du docteur Jal, il convient, je pense, d'appeler d'abord votre attention sur l'espèce de difformités qu'on y traite plus spécialement (je veux parler des difformités de la colonne vertébrale), et de rechercher en quoi elles consistent, afin de savoir si le même traitement est applicable à toutes.

La première section de ce rapport sera donc consacrée, non à une description ex professo de l'affection morbide, mais à des considérations générales sur ses différentes manières d'être, pour en déduire le traitement qui lui convient dans tel ou tel cas.

Dans la deuxième nous passerons en revue tout

ce qui concerne l'établissement du docteur Jal,

Quel spectacle affligeant que celui d'une jeune fille que la nature avait destinée à faire l'ornement de la société et, ce qui vaut mieux encore, le bonheur de sa famille, et qui ne sera désormais, à cause de son infirmité, qu'un objet de stérile pitié pour l'une et un sujet constant d'affliction pour l'autre ! Si du moins elle en était quitte pour la perte de sa beauté ! mais que de chances fâcheuses il lui reste à courir, lorsque toutefois la déformation rachidienne est survenue de bonne heure et qu'elle est considérable ! Elle ne jouit plus que d'une santé précaire, parce qu'alors les fonctions des viscères renfermés dans la poitrine et l'abdomen, sont nécessairement dérangées. De là la gêne habituelle de la respiration, des étouffemens fréquens, des digestions pénibles, des douleurs d'estomac et d'entrailles, et quelquefois un engourdissement dans les membres abdominaux, une démarche chancelante, des palpitations plus ou moins fortes, de la toux, de l'oppression, etc., funestes avant-coureurs des altérations organiques et par conséquent tôt ou tard d'une fin déplorable. Tous les cas, dira-t-on, ne sont pas aussi graves. Eh bien! j'admets que la jeune personne se ré-

tablisse, c'est-à-dire que sa constitution se forti-
fie, que l'affection locale s'arrête, que les organes thorachiques et abdominaux une fois déplacés
s'accoutument peu à peu à cette manière d'être,
que deviendra-t-elle? Ou elle vivra dans un triste
isolement, ou, couvrant d'un voile d'or ses im-
perfections physiques, l'on parviendra à l'enga-
ger dans les liens du mariage. Mais que de craintes si le lit nuptial est fécond! l'enfant ne peut-il
pas périr victime des manœuvres qu'il faudra employer pour l'extraire? Et la mère elle-même,
est-il sans exemple qu'elle ait trouvé le trépas
dans un événement qui est pour tant d'autres la
source des plus douces jouissances?

Tout rembruni qu'il est, ce tableau n'a rien
d'exagéré. Je sais que des femmes contrefaites ac-
couchent heureusement. Ainsi quand la déviation
vertébrale est médiocre, qu'elle n'est que l'effet
des mauvaises attitudes ; lorsqu'elle ne se développe que tardivement, aux approches de la nubilité, par exemple, époque à laquelle les os du
bassin et les liens qui les unissent entre eux et
avec le rachis, ont acquis assez de solidité pour
résister à la pression qu'exerce en tel ou tel sens
sur le sacrum, et par suite sur les os des hanches, la colonne vertébrale incurvée ; dans ces

cas, dis-je , ordinairement la taille se dérange sans que le bassin perde, au moins sensiblement, ses dimensions naturelles. Mais que le vice scrophuleux, que le rachitisme, dont la pernicieuse influence sur le système osseux est si puissante, vienne à exercer ses ravages sur une jeune personne, il est rare que la colonne épinière, cédant de plus en plus aux causes accidentelles qui l'entraînent, n'éprouve dans la région dorsale une inflexion considérable, qui, se répétant en sens inverse dans la région lombaire, finit par réagir sur le bassin de manière à lui donner une conformation vicieuse.

Encore si cette infirmité ne se montrait que de loin en loin; mais jamais elle n'a été plus commune que de nos jours : de tout côté elle fatigue nos regards; et, chose remarquable! ce n'est pas seulement dans les dernières classes de la société, mais aussi dans les rangs élevés qu'on en trouve des exemples. Que la misère, souvent jointe à la dépravation, entraîne après elle cette foule de maux qui affligent les gens du peuple, et parmi lesquels les vices strumeux et rachitiques jouent un si grand rôle, cela se conçoit et s'explique aisément; mais que, dans l'aisance et le bonheur, conditions si favorables à la santé, l'on

voie aussi régner des affections qui tiennent es-
sentiellement à la débilité profonde de l'organisme et à l'altération héréditaire ou consécutive
des humeurs , l'ame s'attriste, et l'on est presque tenté de déplorer les progrès de la civilisa-
tion. En effet, où trouve-t-on le plus de personnes contrefaites? ce n'est assurément pas dans
les campagnes, où l'exercice en plein air, la fatigue , une nourriture simple et grossière, cor-
roborent les tissus dès l'enfance, et secondés par
la liberté des vêtemens , rendent plus facile et
plus parfait le développement physique du corps.
Quelle différence, au contraire, dans les grandes
cités, où la population est entassée et comme en-
sevelie, où la plupart des lois hygiéniques sont
forcément mises en oubli, où les femmes, toujours esclaves de la mode et des préjugés , se
rient des sages conseils du philosophe de Ge-
nève , et sous le frivole prétexte de former ou
conserver la taille de leurs filles, ne réussissent
que trop à la gâter en l'emprisonnant de bonne
heure dans des corsets baleinés ou busqués; où
règne et se propage, comme une lèpre morale,
ce défaut plus commun qu'on ne pense, et d'autant plus redoutable , qu'il sape en secret les ba-
ses de l'organisation, qu'il résiste même à la voix

de la raison et aux cris de la pudeur; où s'exerce enfin l'influence occulte d'un virus, fruit honteux de la débauche, qui, quelquefois méconnu, d'autres fois attaqué avec timidité, et plus souvent confié à l'ignorance et à la cupidité des charlatans, finit par dégénérer et va plus tard, sous des formes trompeuses, faire porter aux enfans les fruits amers de l'inconduite de leurs parens........! Que de causes actives de la dégradation de l'espèce humaine dans les grandes villes ! et remarquez qu'au sein même des cités populeuses, la portion des habitans qui a en général des mœurs plus pures, des goûts plus simples, l'habitude du travail et des occupations qui mettent le corps en mouvement, est précisément celle qui offre le moins de jeunes personnes déformées, tandis qu'on en compte un grand nombre dans les familles opulentes, et même parmi celles qui, n'ayant qu'une fortune médiocre, entraînées par les idées dominantes du siècle, tiennent à orgueil de faire elever leurs filles comme dans les hautes classes. Aux causes générales déjà indiquées, se joignent ici la mollesse de l'éducation physique des demoiselles, le défaut presque absolu d'exercice, la précocité des études qui doivent avant le temps les initier dans les

arts d'agrémens, et en faire de petits prodiges,
comme si elles n'avaient qu'une destination ,
celle de plaire , qu'un besoin , celui de briller ;
et en conséquence de cette mauvaise direction,
le développement prématuré de l'intelligence au
détriment du corps, qui reste fluet et d'une sus-
ceptibilité nerveuse extraordinaire. Voulez-vous la
preuve de la vérité de cette assertion, comparez
à l'éducation des demoiselles celle qu'on donne
en général aux jeunes gens. N'est-ce pas à la forte
constitution dont ils sont doués qu'il faut attri-
buer l'extrême rareté chez eux des déviations
vertébrales ; et cette bonne organisation, à laquelle, sans doute , la nature a beaucoup de
part, n'est-elle pas encore le fruit de la vie ac-
tive qu'ils mènent, des exercices gymnastiques
de toute espèce auxquels ils se livrent sans cesse,
de la liberté dont ils jouissent dans leurs vêtemens, etc., etc.

Ce n'est donc pas sans raison que dans tous
les temps les mères ont tremblé pour leurs filles
ainsi disposées, et que les médecins ont cher-
ché, par tous les moyens possibles, à corriger les
écarts de la nature ou les vices de l'éducation
dans le développement du corps. Mais que de
tâtonnement ! que de soins inutiles ! je dirai

plus : que de remèdes dégoûtans administrés sans nécessité ! que de médications douloureuses mises en usage à contre-temps ! on peut en juger par le tableau rapide des divers moyens qui ont été conseillés. Quelques médecins ne voyant dans cette affection que l'altération primitive ou secondaire des humeurs, ont cru qu'on ne pourrait la guérir qu'en s'adressant à la cause. De là ces prétendus dépuratifs, ces sirops amers et mercuriels, ces élixirs excitans, qui finissent par fatiguer l'estomac, déranger la digestion et jeter les malades dans un état de langueur. D'autres, séduits par le succès qu'on obtient quelquefois du cautère, du moxa, dans la maladie de pott, plaçant toutes les déviations dans la même catégorie, ont silloné douloureusement le tronc et les membres pour établir des exutoires, sans doute avantageux dans certains cas, mais absolument inutiles dans d'autres. Ceux-là, ne s'occupant que de la faiblesse générale de l'organisme, qu'ils regardent comme la cause principale de l'incurvation du rachis, ont exclusivement préconisé les toniques à l'intérieur, les bains froids, les bains de mer, le massage, les frictions sèches ou alcoholiques et camphrées sur tout le corps ; ceux-ci, le jeu de paume, l'escrime et autres exercices analogues avec une seule main, condamnant l'autre à l'inaction, parce qu'ils admettent, du moins dans la plupart des cas, toute la débilité d'un côté et toute la force de l'autre. Dans le doute sur l'exactitude de cette théorie, que semble cependant confirmer la grande disproportion des déviations latérales droites sur celles qui s'opèrent à gauche, d'autres ont préféré un moyen qui agit également sur les deux côtés du rachis, tel que la natation, et surtout la suspension par les bras, qui a de plus l'avantage de redresser un peu la colonne. Certains praticiens, croyant que cette dernière ne se courbait d'un côté que parce que ses appuis naturels étaient trop faibles pour la soutenir, ont conseillé d'y remédier en lui prêtant un soutien étranger; de là les courroies qui embrassent les épaules, et se croisant par derrière, vont se fixer au corps en forme de ceinture; la croix de fer de Heitter, dont la longue branche était appliquée le long du rachis, et la courte contre les épaules, où des liens les assujettissaient solidement, de manière à les soutenir au niveau l'une de l'autre, et à maintenir la rectitude du tronc. On réfléchit ensuite qu'il ne suffisait pas de fournir un point d'appui aux épaules, mais qu'il fallait encore pousser la portion de la colonne épinière qui se déviait en sens inverse de sa courbure : c'est pour remplir ce but qu'on a imaginé des corsets, non seulement baleinés et assez forts pour encaisser la poitrine, mais de plus armés de crics, de léviers, de béquilles en fer, soit dans la vue de relever une épaule plus basse que l'autre, soit pour repousser des côtes proéminentes, soit enfin pour rétablir sur son axe et dans sa direction primitive la colonne vertébrale tordue et déviée.

La médication par les bains et les douches de vapeurs, récemment introduite dans la matière médicale, dont elle a prodigieusement reculé les bornes, est à-la-fois un bienfait pour l'humanité et une grande ressource pour l'art de guérir. C'est à notre estimable compatriote le docteur Rapou, que la médecine est redevable de cette innovation, déjà signalée par d'éclatans succès dans une foule de maladies. Fondé sur les bons effets qu'il en a retirés dans le traitement des courbures de l'épine et même de la gibbosité, et dont il rapporte plusieurs observations dans son excellent Traité de la méthode fumigatoire, il l'a donnée comme le meilleur moyen curatif ; c'était du moins un des plus rationnels. Nous pensons que la médication par les bains et douches de vapeurs peut réussir sans le secours d'autres moyens, mais seulement dans quelques cas particuliers de déformation rachidienne. Quoi qu'il en soit, elle sera toujours un puissant auxiliaire. J'en dirai tout autant de l'administration des eaux minérales.

Enfin, quelques gens de l'art frappés de l'insuffisance des divers moyens précités dans la plupart des circonstances, ont abandonné toute médication quelconque, ou du moins se sont bornés à tenir les jeunes personnes sur un plan horizontal le plus long-temps possible. En effet, si la courbure est ancienne et très prononcée, il reste peu d'espoir. Si elle est encore dans la période de son accroissement, ou l'on aura raison de renoncer à des moyens dont l'expérience a constaté l'inutilité, pour ne rien dire de plus, ou il faut trouver une méthode plus rationnelle, et plus appropriée à l'état de la maladie. Or, ce problême si difficile à résoudre, paraît enfin l'avoir été dans ces derniers temps. Des médecins heureusement inspirés, ont imaginé des appareils à l'aide desquels ils parviennent non seulement à soulever et soutenir la tête pour l'empêcher de peser sur la colonne vertébrale, mais

2

encore à tirer celle-ci tantôt par une de ses extrémités, en fixant l'autre et prenant sur elle un
point d'appui, tantôt par ses deux extrémités à-
la-fois. Nous reviendrons bientôt sur cette impor-
tante méthode. Il ne s'agit pour le moment que
de savoir auquel de ces divers moyens on doit
donner la préférence.

Pour résoudre cette question, il faut, avant
tout, déterminer de quelle nature est la déformation, ou plutôt s'il n'y a pas plusieurs espèces de déviations vertébrales, et si, produites par
des causes différentes, accompagnées de complications diverses, elles ne nécessitent pas des médications particulières. C'est pour n'avoir pas éta-
bli cette distinction qu'on a fréquemment fait une
fausse et infructueuse application des moyens
curatifs qui ont été tour-à-tour proposés ; et par
exemple, que produiraient tous les dépuratifs,
toutes les frictions alcoholiques, et encore les
moxa, les cautères, etc., dans les déformations
qui datent de l'enfance, et qui, fortifiées par l'influence de quelque vice interne, sont parvenues
au point que la colonne vertébrale semble marcher
horizontalement dans une certaine étendue? A
quoi bon prodiguer les remèdes internes, couvrir
les reins et les membres de plaies douloureuses, de

cicatrices repoussantes, chez une jeune personne qui n'a que de la faiblesse, et chez laquelle il suffit, pour effacer la courbure de l'épine, de fortifier les muscles inactifs, d'affaiblir leurs antagonistes prépondérans, de faire cesser les attitudes vicieuses, et d'opérer une extension graduée ? Combien, au contraire, seraient pernicieux les moyens mécaniques quels qu'ils soient, si l'on avait l'imprudence de les employer dans la véritable gibbosité, c'est-à-dire dans cette affection locale qui a été si bien décrite par Pott, dont elle a retenu le nom? Il est donc très important de bien apprécier le caractère particulier qu'impriment à la déviation les diverses causes qui peuvent lui donner naissance, puisque c'est d'après ce caractère seul que le médecin doit prendre sa détermination. Or, la manière la plus rationnelle et la plus philosophique, à mon avis, d'établir cette distinction fondamentale, c'est de la baser à-la-fois sur l'état anatomico-pathologique des parties affectées, et sur la nature de la cause à laquelle ce désordre peut être attribué.

En général, il est rare que l'épine éprouve une déviation chez un individu sain et robuste, même lorsqu'il est exposé à l'action des causes auxquelles elle doit si souvent son origine, telles que

l'usage habituel d'un membre, les attitudes vicieuses, etc., à moins qu'elles ne soient trop
long-temps prolongées, comme chez les vigne-
rons, les portefaix, dont le travail exige que le
tronc soit continuellement fléchi. En n'envisa-
geant même que ce qui se passe chez les jeunes
gens, combien en voit-on résister efficacement
et conserver leurs formes naturelles, malgré les
mauvaises positions qu'ils prennent dans le cours
de leurs études, pourvu toutefois, je le répète,
qu'ils soient sains et robustes ? Il n'en est pas tout-
à-fait ainsi lorsque le sujet est doué d'une constitution faible et délicate. Il ne manquerait pas
de se déformer, s'il conservait trop long-temps
ou prenait trop fréquemment une attitude vicieuse quelconque.

Presque toujours les individus atteints de courbure de l'épine dorsale, ont eu dès le bas âge
une tendance à cette maladie. Grêles et faibles à
leur naissance, ils éprouvent de bonne heure les
symptômes d'une irritation plus ou moins vive
dans le système nerveux, des lésions marquées
dans les fonctions des organes des sens, et dans
celles des principaux viscères de l'économie. Les
jetées muqueuses qui se font sur le visage ou le
cuir chevelu de la plupart des enfans, et qui

servent d'émonctoire à l'humeur de gourme, n'ont point eu lieu. Le développement physique se fait avec lenteur, tandis que l'intelligence est précoce. Les digestions étant pénibles et la nutrition imparfaite, les enfans sont en général maigres et pâles, ont un air languissant, les traits de la face plus ou moins tirés, souvent un peu d'oppression, des palpitations, des douleurs d'estomac et d'entrailles, quelquefois des mouvemens spasmodiques, des crampes, un engourdissement dans les membres inférieurs, etc., toutes circonstances qui leur donnent un air de parenté avec les rachitiques; et ce qui achève de les faire regarder comme étant de la même famille, c'est que l'épine se courbe fréquemment aux approches de la nubilité Quelquefois, il est vrai, il s'opère à cette époque une révolution heureuse qui fait peu à peu disparaître cette disposition rachitique; mais si les causes qui l'ont fait naître continuent à agir, elles l'entretiennent et même la renforcent encore. C'est alors que les causes accidentelles et indirectes, telles que les contusions violentes, les efforts considérables dirigés sur le rachis, la compression de la poitrine par l'usage inconsidéré des corsets qui en étranglent la base, la répercussion des phlegmasies cutanées, les convalescences longues et pénibles à la suite de maladies graves, la rapidité de l'accroissement en hauteur vers l'âge de dix à douze ans, l'onanisme, etc., donnent aux causes directes, telles que l'action inégale et irrégulière des muscles, résultant surtout des attitudes vicieuses et de l'exercice trop fréquent d'un membre; c'est alors, dis-je, que les agens indirects donnent aux agens directs une énergie si grande qu'il n'est pas rare de voir des jeunes personnes dont la colonne vertébrale se dévie d'une manière considérable en quelques mois, tandis que le plus ordinairement la déviation s'opère avec plus de lenteur; d'où résulte, ce qu'il importe de distinguer dans la pratique, qu'il existe des courbures de l'épine avec une sorte d'état aigu, et d'autres qui semblent offrir un caractère chronique.

Les incurvations de la colonne vertébrale ont lieu en différens sens : 1.º en arrière, c'est la bosse proprement dite; 2.º en avant, c'est la cambrure, qui est beaucoup plus rare ; 3.º latéralement, et alors c'est presque toujours à droite; 4.º enfin, la colonne vertébrale se tord quelquefois sur elle-même. Quoi qu'il en soit, c'est ordinairement la portion dorsale du rachis qui est passivement affectée, et dans quelques circonstancés, ce sont les portions voisines cervicales et lombaires. La déviation représente alors une portion de cercle plus ou moins étendue , et embrasse dans sa vaste courbure un grand nombre de vertèbres , qui d'ailleurs sont saines.

Je n'ai parlé que des déviations spinales qui s'effectuent chez les personnes qui y sont prédisposées par une simple tendance rachitique ; mais il est des circonstances dans lesquelles cette disposition interne , au lieu d'avorter , acquiert une grande énergie. Alors toute l'économie s'en ressent , tout le système osseux est particulièrement affecté. C'est décidément le rachitisme qui se développe.

Les enfans que frappe cette funeste maladie , sont remarquables par le volume excessif de la tête, par la tuméfaction et la dureté du ventre; ce qui contraste d'une manière désagréable avec la maigreur du reste du corps et la forme grêle des membres. Les articulations sont gonflées ; le corps des os longs est plus ou moins arqué et tordu; les côtes sont déprimées, aplaties, le sternum est quelquefois saillant , d'autres fois enfoncé; les omoplates et les os des îles sont en quelque sorte rétrécis et armés d'arêtes saillantes ; de là le rétrécissement du thorax, les dé-

viations fortes et promptes du rachis, une sorte
d'aplatissement du bassin. Le malade est dans un
état habituel de souffrance par l'effet de l'irritation nerveuse qui précède et accompagne le ramollissement des os ; il a constamment un air de
tristesse, les traits ridés des vieillards, point d'é-
nergie musculaire, plus tard des phlegmasies la-
tentes dans les viscères comprimées, et notamment dans les poumons, qui finissent souvent
par s'hépatiser ou se remplir de petits abcès,
ainsi que la plupart des ganglions lymphatiques.
On a même trouvé chez certains individus un
épanchement de sérosité plus ou moins abondant
dans la cavité de l'arachnoïde spinale.

Cette terrible affection exerce aussi, mais beaucoup plus rarement, ses ravages chez les adultes.
Les auteurs en fournissent des exemples avérés.
J'ai donné des soins à un homme de quarante
ans, qui, à la suite d'un rhumatisme invétéré,
fut réduit en moins de quatre mois, de cinq pieds
et deux pouces qu'il avait auparavant, à quatre
pieds huit pouces, par le tassement de la colonne
vertébrale. Voilà, ce me semble, le véritable
rachitisme. Quelle est sa nature intime? Y a-t-il
donc une diathèse rachitique, comme il en existe
une scrophuleuse? En quoi ces deux états diffè-

rent-ils, ou se rapprochent-ils l'un de l'autre? Ne seraient-ils point une transformation ou dégénération de la siphilis? En un mot, le vice rachitique doit-il être considéré comme une maladie essentielle, ou, suivant quelques médecins, et entre autres, Portal, comme un symptôme, un caractère commun à diverses affections morbides? Je laisse de côté ces questions, dont l'examen m'écarterait de mon sujet. Qu'il me suffise de faire observer comme un fait positif que, dans ce que les auteurs ont nommé rachitisme, il y a, lorsqu'il est porté à un certain degré d'intensité, ramollissement des os, relâchement et quelquefois altération des ligamens de l'épine, et par suite dérangement de la taille, et que les mêmes phénomènes se rencontrent dans les diathèses scrophuleuse, vénérienne, scorbutique, rhumatismale, etc.; ce qui, d'après ce grand praticien, constitue autant d'espèces de rachitis, ou si l'on aime mieux, autant de complications qu'il n'est pas toujours facile de signaler, à moins qu'on ne puisse encore démêler les caractères propres à chacune d'elles.

Enfin, il est une maladie grave qui, selon moi, se rattache au rachitisme, ou du moins à ce qu'on appelle le rachitisme scrophuleux. C'est le mal vertébral de Pott, qu'il ne faut pas confondre avec les cas précédens. Ici, l'os, en vertu d'un mouvement fluxionnaire particulier qui paraît n'affecter que le système lymphatique, éprouve une véritable désorganisation. Le corps d'une ou de plusieurs vertèbres est ramolli, gonflé, puis il se carie. Incapable alors de soutenir le poids des parties supérieures, il s'affaisse; ce qui occasionne dans la portion du rachis affecté, une courbure telle qu'elle forme un angle rentrant en avant et saillant en arrière. Plus cet angle est aigu, plus la compression de la moelle épinière est forte, et l'impotence des membres abdominaux prononcée. En même temps il s'établit dans quelques parties environnantes, ou à la partie supérieure et interne des cuisses, des dépôts par congestion.

Dans quelques circonstances, heureusement assez rares, l'altération organique, au lieu de résider dans les parties constituantes mêmes de la colonne épinière, existe dans les parties qui l'avoisinent et dont le gonflement pousse insensiblement la portion correspondante du rachis : de là, les gibbosités symptomatiques. On les rencontre quelquefois chez des individus atteints d'un anévrisme du cœur ou de l'aorte, à la suite des affections chroniques

du poumon et autres organes rapprochés du rachis, par l'effet des congestions qui ont lieu
dans le canal rachidien ou sur le nerf spinal lui-
même, etc. On conçoit que pour changer la direction et la forme de la colonne, il faut que
l'affection locale soit bien invétérée.

En partant des faits que je viens d'analyser,
on peut, sans forcer les conséquences, classer les
déviations vertébrales de la manière suivante :

1.º Déviation avec affection organique locale.
Son caractère distinctif est l'altération organique
des vertèbres, dont elle est toujours un effet ; c'est
la maladie de Pott, ou vertébralitis, suivant l'expression du professeur Dumas. Il y a ici, non
pas usure ou absorption des principes élémen-
taires des os, mais érosion ou carie du corps d'une
ou de plusieurs vertèbres, et par suite ordinairement collection, dans une partie déclive, de la
matière qui en découle. Cette espèce de gibbosité
est constamment angulaire et accompagnée d'une
impotence plus ou moins prononcée des membres inférieurs.

2.º Déviations symptomatiques. Celles-ci sont
le résultat d'affections chroniques invétérées occupant un organe voisin de la colonne épinière ; il
y a également ici altération organique , mais

dans les poumons, ou dans le cœur, et quelquefois aussi dans le rachis. Il est impossible dans ces
cas d'assigner *à priori* ou du vivant des malades
le genre et le degré d'altération des os. Il peut
se faire que les vertèbres soient intactes et n'offrent que les effets dépendans des déviations an-
ciennes et très fortes; d'autres fois le tissu osseux
est plus ou moins désorganisé. Chez un individu
qui n'avait offert pendant sa vie que les symptômes d'un rhumatisme chronique fixé dans les
lombes, et qui était mort brusquement en descen-
dant de son lit, j'ai trouvé l'aorte, à son passage
à travers les piliers du diaphragme, ouverte dans
l'étendue de cinq à six lignes; les bords de cette
ouverture étaient arrondis et lisses, ce qui prou-
vait qu'elle n'était pas récente; les piliers du
diaphragme étaient aplatis, comme fibreux, et
formant les parois antérieures et latérales d'une
poche anévrismale étroite et serrée, dont la colonne épinière formait la paroi postérieure; le corps
des vertèbres dorsales et lombaires correspondan-
tes était usé ou détruit dans presque la moitié de
leur épaisseur, tandis que les substances interver-
tébrales étaient intactes. La flexion du rachis
n'aurait pas manqué de faire des progrès rapides,
si la poche anévrismale ne s'était pas tout-à-

coup rompue ; ce qui arriva dans la portion du diaphragme , qui correspond à la cavité gauche de la poitrine , où tout le sang s'était accumulé.

3.º Les déviations vertébrales, qu'on pourrait nommer spécifiques. Ce sont celles qui dépendent d'un état pathologique général , dont les effets se font plus particulièrement sentir sur les parties constituantes de la colonne vertébrale. Telles sont les diverses diathèses morbides que j'ai énumérées et qui sévissent quelquefois au point de porter une atteinte profonde à l'économie, d'amener la dégénération du tissu osseux et notamment du corps des vertèbres , et dès lors de vicier sensiblement le thorax , le rachis, et souvent la cavité pelvienne. Il y a donc autant de sortes de déviations spécifiques qu'il y a d'espèces de diathèses morbides propres à les produire ; mais elles ont un caractère commun, c'est le ramollissement des vertèbres et le relâchement des fibro-cartilages, caractère qui rapproche plus ou moins ces déviations des gibbosités précédentes, et qui en conséquence les fait participer en partie à leur gravité.

4.º Les déviations accidentelles, c'est-à-dire celles qui, exemptes de toute désorganisation dans le tissu osseux et n'offrant en dernière analyse qu'un

relâchement plus ou moins prononcé dans les ligamens vertébraux, réclament toujours l'emploi
des moyens mécaniques.

Parmi les personnes qui en sont affectées, les
unes offrent cette disposition interne dont nous
avons parlé plus haut, et qui n'est sans doute
qu'un degré plus ou moins faible du rachitisme
proprement dit. Aussi dans cette déviation, dont
la courbure est plus ou moins grande, les vertèbres n'étant point affectées, la moelle épinière étant intacte, les malades éprouvent à peine de la faiblesse et un léger engourdissement
dans les membres abdominaux ; les articulations ne sont point nouées, comme on le dit,
ni les extrémités contrefaites. Il n'y a qu'une débilité dans l'économie, quelques engorgemens
dans le système glandulaire, un relâchement plus
ou moins considérable dans les ligamens vertébraux, et, suivant l'ancienneté de la déviation,
un changement d'épaisseur et de consistance
dans les fibro-cartilages qui sont gonflés et ra-
mollis dans le sens de la convexité de la courbure,
minces et presque effacés du côté opposé. La partie correspondante du corps des vertèbres est
aussi, dans quelques cas seulement, amincie et
plus dense. Enfin chez d'autres individus on n'a-

perçoit pas la moindre trace de cette prédisposition rachitique qui rend les déformations de
l'épine si faciles. La déviation n'étant que le résultat d'une action purement mécanique, la santé
n'éprouve d'ailleurs aucune atteinte sensible.

Cette distinction, fondée sur l'observation, est,
ce me semble, d'autant plus utile qu'elle règle *à
priori* le traitement qui convient aux difformités
de la colonne vertébrale. Ainsi dans la maladie
de Pott, on ne doit point employer de moyens
mécaniques. Les plus simples nuiraient, à cause
de l'irritation qui existe dans les parties lésées,
et de la douleur intense qu'occasionnerait le
moindre tiraillement des ligamens affectés. C'est
dans ce cas que conviennent les cautères; rien de
plus propre à prévenir les progrès de la carie,
d'après les plus célèbres praticiens, que les cautères multipliés et placés près du siège du mal;
en y joignant le repos horizontal, quelques remèdes internes, un air pur, un bon régime, etc.
On peut dans quelques circonstances favorables,
espérer d'obtenir, non le redressement de l'épine,
mais la cessation de la carie et le retour des forces
dans les membres abdominaux. J'en connais deux
exemples. Ne pourrait-on pas tenter les moyens mécaniques après la guérison, non pour effacer la cour-

bure de l'épine, puisque les os sont soudés alors,
mais pour la diminuer en redressant un peu les
vertèbres, au-dessus et au-dessous de la sou-
dure.

Les moyens mécaniques doivent être aussi re-
jetés dans le traitement des gibbosités symptomatiques, dépendantes d'une affection chronique
voisine du rachis. On ne pourrait se permettre
l'emploi de ces moyens qu'autant que celle-ci aurait été déjà en grande partie détruite. Si donc elle
était curable, ce serait elle qu'il faudrait attaquer
en premier lieu ; mais qui ne sait que les maladies chroniques invétérées du cœur, des poumons, etc., sont presque toujours mortelles.

A l'égard des déviations vertébrales spécifiques,
elles excluent également tout agent mécanique,
au moins dans leur période aiguë. Si plus tard
elles peuvent en admettre, ce n'est que lorsque
les accidens dépendans de telle ou telle diathèse
auront été dissipés. En effet, dans le rachitisme
proprement dit, que beaucoup de médecins regardent encore comme essentiel, en un mot,
chez ces jeunes personnes rachitiques, comme
on dit, jusqu'aux dents, et chez les adultes où ce
vice exerce de tels ravages que la colonne épinière se tasse et se raccourcit de plusieurs pouces

en peu de temps, qu'attendre des moyens mécaniques dirigés contre une affection locale qu'ine peut guérir qu'avec la maladie générale dont elle est un effet, et par conséquent qu'avec une extrême lenteur? De même dans les diathèses scrophuleuse, siphilitique, etc., on ne doit tenter aucun moyen mécanique, tant qu'elles sont assez violentes pour affecter le système osseux. L'irritation extrême qui résulte du ramollissement des os, serait singulièrement accrue par la douleur que ne manquerait pas de produire dans les ligamens vertébraux pathologiquement affectés, tout moyen qui agirait en étendant l'épine. C'est donc la diathèse elle-même qu'il faut se hâter de combattre; et si l'on est assez heureux pour l'attaquer efficacement, on aura recours aux appareils extensifs, dès qu'il n'y aura plus d'accident aigu, ou que les symptômes d'irritation seront très modérés.

Quant aux déviations accidentelles, qui sont les plus fréquentes et que nous avons particulièrement en vue dans ce rapport, ce sont, au contraire, les moyens mécaniques qui doivent être employés de préférence à tout autre. Il faut même s'empresser d'y avoir recours pour prévenir l'augmentation du mal. La nature du régime, les qualités de l'air, l'exercice, les frictions, et jusqu'aux douches et bains, tout n'est qu'accessoire. Mais comme les jeunes personnes qui sont atteintes de ces déviations offrent pour la plupart, indépendamment de leur débilité constitutionelle, un certain cachet rachitique, on ne doit pas en les traitant perdre de vue cette considération. Ainsi d'une part, si le sujet est très faible, que l'affection locale soit très prononcée, il faut dans le principe ménager l'action des machines, de manière à n'opérer le redressement de l'épine qu'avec une sage lenteur; d'un autre côté, il est avantageux, nécessaire même, au moins dans quelques cas, de faire coïncider avec les moyens mécaniques, une médication interne appropriée au degré d'influence de la cause interne, au caractère aigu ou chronique de la déviation, au tempérament de la malade, au trouble des fonctions du cœur, des poumons, de l'estomac, et de l'utérus. Tout ne consiste donc pas, comme on l'a dit, dans un traitement purement mécanique. Quelquefois, avant de l'entreprendre, il importe de faire cesser une excitation générale par des bains de vapeurs émollientes, de débiliter localement ou par des dégorgemens sanguins ou par des topiques relâchans. Ce n'est que lorsque la prédisposition rachitique est peu sensible , et que d'ailleurs la jeune personne jouit d'une assez bonne santé , qu'on peut et qu'on doit se borner à l'emploi des moyens mécaniques. A plus forte raison cette règle doit-elle avoir une rigoureuse application chez les individus dont la taille ne s'est déformée que par l'effet de l'action prépondérante de certains muscles sur leurs antagonistes, et par les attitudes vicieuses prises et gardées long-temps, soit en brodant ou en écrivant sur des tables trop basses, en un mot lorsque les parties qui constituent la colonne épinière ne sont que passivement affectées, et que du reste la santé n'est nullement dérangée.

Il est évident d'après les réflexions précédentes, qu'il y a des déviations où les machines nuisent, et d'autres où elles sont indispensables. Or, dès que cette nécessité est reconnue, il faut se hâter de mettre en usage les moyens mécaniques. De tout temps on a reconnu le besoin de s'en servir ; mais que de siècles se sont écoulés avant qu'on soit parvenu à leur donner le degré de perfection qu'ils présentent aujourd'hui! D'abord on crut qu'il suffirait d'enfoncer les parties saillantes. C'est ainsi qu'ayant fait coucher le malade, le ventre contre terre, on montait dessus pour déprimer la bosse et redresser l'épine. Je n'ose ,

par respect, nommer l'auteur de ce conseil bar-
bare, qui se ressent du temps où il fut donné; je
gémis même en pensant que le judicieux Celse,
et notre bon Ambroise Paré lui même, ne l'ont
pas absolument repoussé. Etait-il plus humain et
plus méthodique, celui qui, au dire de Rivière,
faisait presser Mme de Montmorenci entre deux
jumelles, dont l'une appuyait sur le devant de la
poitrine, et l'autre agissait contre la bosse? Il
est vrai qu'il renonça bientôt à ce moyen comme
trop douloureux; et pour adoucir son procédé,
il y substitua un cric ordinaire, dont la crémail-
lère rembourrée repoussait la gibbosité, tandis que
deux aides robustes fixant les épaules empêchaient
la victime de se soustraire à cette torture. Graces
aux progrès de la science, l'on abandonna ces
moyens cruels pour des machines qui, moins douloureuses, il est vrai, dans leur application, mais
plus ou moins gênantes, avaient toutefois l'avantage de soutenir les parties faibles. Ce fut aux
corsets mécaniques, comme plus commodes à
porter, surtout pendant la nuit, et plus propres
à atteindre le but désiré, qu'on donna généralement ensuite la préférence. Combien de mécani-
ciens distingués ont mis tour-à-tour leur esprit à
la torture pour inventer ou modifier des corsets!

Quiconque a vu l'espèce de musée qu'offre en ce genre le cabinet de M. de La Croix, un de nos plus habiles artistes en mécanique, peut se former une idée du nombre et de la variété des corsets, appareils et machines, successivement imaginés pour redresser la taille. Mais il est constant qu'ils sont en général plus nuisibles qu'utiles. Et d'abord si les corsets baleinés, que portent les demoiselles pour se rendre la taille plus fine et plus élégante, gênent la poitrine et nuisent à son développement, à plus forte raison les corsets mécaniques, qui la compriment davantage, afin que les léviers en fer qu'ils contiennent trouvent un point d'appui solide, doivent-ils offrir cet inconvénient au plus haut degré; aussi la gêne et la douleur qu'ils occasionnent sont-elles le plus souvent insupportables. Ensuite, à quoi ont abouti les efforts qu'on a faits pour perfectionner les corsets mécaniques? à les compliquer sans fruit; à en faire de véritables cuirasses qui par leur dureté ne pouvaient manquer de blesser les jeunes personnes condamnées à les porter; à les armer de crics, de béquilles de fer destinées à embrasser les aisselles pour soutenir les épaules, et au besoin relever celle qui s'est abaissée; idée ingénieuse, il est vrai, mais sans résultat réel. En effet , la première condition pour faire agir un lévier, c'est de lui fournir un point d'appui immobile. Or, n'est-il pas vrai que, tous les corsets mécaniques le prenant sur le bas du tronc ou sur les hanches, dont ils ne peuvent, quelque serrés qu'ils soient, empêcher les mouvemens tant que le sujet n'a pas le bassin fixé , le but est nécessairement manqué par le fait de cette mobilité qui dérange l'action des léviers; d'où il résulte, selon moi, que les corsets mécaniques, quelque parfaits qu'on les suppose , sont au moins inutiles. Le docteur Martin jeune, dans son excellente Dissertation inaugurale sur la gibbosité, repousse tous les moyens mécaniques qui exercent une forte compression sur la colonne et les parois mobiles du thorax, non seulement comme inutiles, mais encore comme dangereux, tandis qu'il admet volontiers ceux qui, sans les comprimer, produisent une extension graduée.

Parmi les moyens mécaniques dont il est question, il en est quelques-uns qu'il faut distinguer des autres, en ce qu'au lieu d'agir sur la colonne épinière perpendiculairement à son axe, c'est-à-dire en repoussant les parties saillantes, ils tendent au contraire à la redresser en tirant ses extrémités parallèlement à cet axe. Je ne parle pas de la suspension conseillée par Nuck et par Glisson; le malade étant suspendu non seulement par les mains , mais encore par la tête, devait certainement courir des dangers. Cependant j'entrevois dans ce procédé dangereux, l'idée de l'extension permanente appliquée au traitement des déviations vertébrales. Mais ce sont décidément Levacher et Portal qui paraissent avoir reconnu que pour remédier efficacement à cette maladie, il fallait nécessairement agir sur le rachis par une extension continuelle; il y a toutefois une différence notable entre leurs procédés. La machine de Portal , dont on trouve la description dans les Mémoires de l'Académie royale des Sciences de Paris , est disposée de manière qu'elle prend son point d'appui sur les hanches; et que la puissance extensive est appliquée aux épaules. Mais, comme il est facile de s'en convaincre, l'extension doit être inexacte , insuffisante, puisqu'elle n'agit sur la colonne que par l'intermédiaire des muscles qui, de l'omoplate vont à l'épine, et que d'ailleurs la déviation qui s'étend souvent au-delà de l'insertion de ces muscles, reste livrée à l'action du poids de la tête, qui n'est pas soutenue. Dans la machine de Levacher, qui a été publiée dans les Mémoires de l'Académie royale de Chirurgie, le mécanisme de l'extension est mieux combiné. Comme dans la précédente, la contre-extension se fait sur le bassin, et par conséquent sur l'extrémité inférieure du rachis, avec lequel il est si étroitement uni. Mais ce qui donne à ce procédé un grand avantage sur celui de Portal, c'est que l'extension se fait sur l'autre extrémité de la colonne par l'intermédiaire de la tête, qui, par là, est tout à-la fois soutenue et poussée en haut avec plus ou moins de force. Ainsi, l'extension s'opère d'une manière plus constante, plus directe et plus sûre. Néanmoins, cet appareil, quoique bien supérieur à tous ceux qui l'ont précédé, est encore imparfait. Outre que la puissance extensive est mal assujettie, que le lieu de son application est mal choisi, le mode de l'extension est vicieux en lui-même, vu qu'on ne saurait le graduer à volonté. Ensuite il partage l'inconvénient que j'ai reproché à tous les corsets mécaniques, savoir, d'être privé d'un point d'appui immobile.

Il était réservé à un modeste praticien de la Suisse, de développer l'idée ingénieuse des chirurgiens français. Venel, médecin à Orbe, a fait connaître en 1788, dans une petite brochure que m'a procurée le docteur Jal, qui s'occupe

avec un zèle infatigable de tout ce qui concerne
l'orthopédie, a fait connaître, dis-je, plusieurs
nouveaux moyens mécaniques propres à prévenir,
borner, et même corriger dans certains cas les
courbures latérales et la torsion de l'épine du dos :
c'est le titre de sa brochure. Il admet d'abord en
principe, que pour redresser un corps long et
courbe quelconque (c'est lui qui parle), on peut
employer ensemble ou séparément les deux gen-
res d'action suivans : 1.º des extensions en long
sur ce même corps ; 2.º des répulsions en travers
sur les parties saillantes de la perpendiculaire.
Le premier de ces avantages existe, il est vrai,
dans les machines de Portal et surtout de Levacher ; mais il n'est pas complet, puisque dans l'un
la puissance du lévier est aux épaules, et dans
l'autre, à la tête. Venel a réuni ces deux modes
d'extension, et y a joint l'action des pressions
horizontales. Voici en quoi consiste la méthode
de Venel. Remarquez d'abord qu'il a un appareil
de jour et un appareil de nuit ; combien cela res-
semble à ce qui se passe dans les établissemens
orthopédiques ! mais poursuivons ; en avançant,
nous trouverons bien d'autres points de contact.
Je m'arrêterai peu sur ce qu'il appelle appareil
de jour. C'est la combinaison des machines de

Levacher et de Portal. Il se compose de trois pièces qui, convenablement matelassées, pour éviter les contusions, sont réunies entre elles par des plaques, des tiges de fer, armées de crics, de vis de pression, etc., et si bien assujetties ensemble qu'elles ne forment qu'un tout dont le jeu est admirable. La pièce inférieure qui doit servir de support à l'appareil est constamment immobile ; la seconde, qui porte des crosses de fer pour embrasser les aisselles est fixée sur la précédente, de telle sorte que, sans cesser d'avoir la solidité convenable, elle peut non seulement pirouetter en sens contraire à la torsion de l'épine pour la détordre, si l'on peut s'exprimer ainsi, mais encore monter et descendre, suivant le besoin, entraînant avec elle les épaules ; enfin la troisième pièce peut également être poussée en haut pour tirer dans le même sens la tête à laquelle elle est attachée, et en même temps tourner comme sur un pivot ; en sorte que, quoique solidement maintenue en place, elle est mobile, et permet à la tête, qu'elle tient relevée, de se tourner en tout sens. Cette machine a des avantages incontestables sur celles de Levacher et de Portal. Je ne lui trouve d'autre inconvénient que d'être très compliquée, et de n'avoir, comme tous les corsets mécaniques, qu'un

point d'appui variable. Quant à l'appareil de nuit,
il appartient entièrement à l'auteur, qui le re-
gardait avec raison comme le moyen principal
du traitement et la base de sa méthode. Si j'entre
dans quelques détails à son égard, c'est que je
suis bien aise de vous faire observer l'extrême
ressemblance qu'il a avec les lits mécaniques de nos
jours. Il consiste (voyez les Mémoires de la Société des sciences physiques de Lausanne, pages
202 et 205, planches 4 et 5) dans un lit dont les
traverses de la tête et des pieds surpassent de
vingt pouces au moins le niveau du matelas. La
traverse de la tête est percée horizontalement à
son milieu de trois trous parallèles, et celle des
pieds seulement de deux à la distance de trois
pouces et au niveau de la surface supérieure du
matelas. Ces cinq trous donnent passage à cinq
courroies qui, en dedans du lit, correspondent
à la tête, aux épaules et aux pieds de la personne couchée, et qui, en dehors, se réunissent
ensemble à un tambour muni d'un cliquet, au
moyen du quel on peut opérer des extensions à
volonté sur la colonne épinière par le concours
des autres pièces d'appareil, savoir : 1.º un serre-
tête qui se lace sur le front et qui par une anse
transversale s'unit à la courroie moyenne corres-

pondante ; 2.º des épaulettes qui passent sous les aisselles et vont se réunir également aux deux courroies latérales qui leur correspondent; 3.º une ceinture matelassée qui embrasse le tronc sur les hanches; 4.º des jarretières aussi rembourrées sur les côtés par où elles appuient sur les condyles du fémur, sans comprimer le creux du jarret et les gros vaisseaux qui s'y trouvent ; 5.º deux autres ligatures également rembourrées dans les points qui portent sur les malléoles. Ces trois bandages circulaires assujettis, chacun, par des liens particuliers, sont ensuite réunis entre eux par des courroies qui vont latéralement du dehors de la cuisse et de la jambe s'attacher de l'une à l'autre, en sorte que les deux dernières se rendent à la traverse inférieure du lit. Par cette manière de distribuer l'action de l'extension, l'auteur a eu en vue de la partager pour la rendre plus supportable. Si l'autre appareil est compliqué, celui-ci en revanche est d'une grande simplicité.

Tels sont les moyens à l'aide desquels le médecin d'Orbe assure avoir presque toujours réussi à redresser la colonne vertébrale et par conséquent à détruire la déviation chez les personnes au-dessus de l'âge de douze ans, pourvu néanmoins qu'elles voulussent bien se prêter pendant un temps assez long à leur exacte et constante application ; avouant avec candeur, d'après son expérience, que chez les individus plus âgés on ne peut se flatter d'obtenir qu'une amélioration plus ou moins grande, selon le nombre des années, l'étendue de la difformité, et surtout en proportion du degré de constance, d'exactitude et de docilité dans ce traitement.

Que pouvait-on faire et dire de mieux ? qu'a-t-on dit et fait depuis qui ne prouve que, sauf quelques modifications que nous ferons bientôt connaître et qui ont, sans contredit, perfectionné sa méthode, Venel a la gloire d'avoir le premier indiqué le meilleur traitement mécanique des difformités de la taille, et s'est acquis des droits éternels à la reconnaissance des hommes ; et cependant son nom est à peine cité. Les auteurs de l'article *orthopédie* du Dictionnaire des Sciences médicales, le prononcent une seule fois, mais pour l'accoler à ceux des Valdajoux, des Liphain, etc. ; ni l'article *déviation* rédigé en 1814 par le docteur Montègre, ni les Mémoires récens de MM. Foderi et Scoutteter sur les déviations vertébrales et notamment sur l'établissement de M. Humbert, ni la Notice plus récente encore de MM. Chaley et Bouchard, ni même le docteur

Maisonabe dans son Journal clinique sur les difformités, n'en font mention. Le docteur Montfalcon a rendu plus de justice à Venel, dans son article *pied* du Dictionnaire des Sciences médicales; mais il n'en parle qu'à l'occasion des moyens propres à corriger les vices de conformation de cette partie.

D'où vient donc ce silence général sur un fait de cette importance? Serait-il possible qu'on eût méconnu à ce point le procédé du médecin suisse? et comment se défendre de l'opinion contraire, quand on voit l'extrême conformité qui existe entre sa méthode et celle adoptée à Wurtzbourg, et suivie plus tard à Morlaix, à Paris, à Lyon? Non seulement on y trouve le seul principe d'après lequel le traitement doit être conduit, évidemment et clairement expliqué, mais on y voit encore l'exemple à côté du précepte, et ingénieusement mis en action.

Qu'on ne croie pas toutefois que je veuille en rien affaiblir la portion de gloire qui revient à si juste titre aux fondateurs des établissemens orthopédiques; en admettant qu'ils n'aient pas le mérite de l'invention, j'avoue qu'ils ont celui d'avoir singulièrement perfectionné le procédé de Venel. En effet, on a apporté à ses appareils des modifications si grandes, on a fait à la manière dont sont disposées

les puissances extensives, des changemens si utiles,
on a ajouté au traitement mécanique des moyens
d'une telle importance, et notamment les bains,
douches, etc., qu'on peut dire avec vérité, qu'il
y a aujourd'hui dans la médication des courbures
de la colonne vertébrale, un ensemble, une
précision, et, tranchons le mot, une perfection
qui n'existaient point sous le médecin suisse,
et dont on doit tenir compte à ceux qui depuis se
sont occupés de cette branche de l'art de guérir,
jusqu'alors trop généralement négligée. On pourra
facilement juger de ces nombreuses améliorations par ce que je vais dire de l'établissement du
docteur Jal, sur lequel je dois particulièrement
appeler votre attention.

C'est l'objet de la seconde partie de mon rapport.

La maison qu'a choisie le docteur Jal pour son
établissement, est située dans le vallon d'Oulins, l'un des plus rians, des plus riches, et surtout des plus salubres des environs de la ville. La
partie qu'elle occupe est elle-même le site le
plus pittoresque du vallon. Protégé par un mur
qui le circonscrit dans toute son étendue, le clos,

qui est très vaste et qui offre partout une cul-
ture soignée, est comme partagé par une large
allée de charmille, percée à l'orient d'une foule
de grandes ouvertures pratiquées à dessein pour
procurer aux promeneurs la vue du paysage, et
qui ne sont pas moins utiles pour faciliter le passage des rayons du soleil ; au-dessous règne une
prairie plantée d'arbres fruitiers, et aboutissant à
un jardin potager ; au-dessus est un bois clair semé
de grands arbres, à travers lesquels pénètrent de
tout côté les rayons solaires. Tout près de la
maison, se trouvent : au midi, une belle terrasse
garnie de superbes orangers, laquelle communique directement avec l'allée de charmille, et
d'où promenant ses regards dans la campagne,
on peut tout voir sans être vu ; au nord, un par-
terre formant également terrasse, et contenant,
comme tout le reste du clos, des fruits en abon-
dance, à l'égard desquels on n'impose aux pensionnaires d'autre réserve que de n'y point tou-
cher tant qu'ils ne sont pas mûrs ; à l'ouest, un
coteau couvert de vignes, et dont la maison est
séparée par un grand intervalle ; à l'est, un per-
ron magnifique, offrant d'un côté la salle destinée aux bains domestiques, et de l'autre la cha-
pelle, où les dimanches et fêtes, un digne ec-
clésiastique vient célébrer l'office divin.

C'est là, presqu'à mi-coteau, dans une partie du clos, entièrement découverte et facilement abordable, entre deux terrasses d'où l'on jouit d'une vue agréable, que s'élève la maison, d'une architecture simple mais élégante, remarquable par la commodité des dispositions intérieures, ayant deux étages desservis par un large escalier à rampes douces, et dont la façade tournée à l'orient regarde Oulins et plane sur une grande partie du vallon; exposition ravissante qui ne laisse rien à désirer sous le rapport de l'agrément, et qui, sous celui de la salubrité, remplit deux conditions essentielles: la libre circulation de l'air autour de la maison, et l'abord facile des rayons solaires sur toutes ses faces. Nous insistons sur ce fait, parce qu'il est bien propre à rassurer sur les craintes que pourrait faire naître, relativement à l'humidité, son rapprochement du coteau qui la borne au couchant. Remarquez en effet qu'elle est directement adossée d'une part à l'établissement des bains de vapeurs, de l'autre à l'atelier où l'on construit les machines, de sorte que ces deux bâtimens, qui sont eux-mêmes séparés du coteau, la préservent nécessairement de toute humidité. C'est ce dont vos commissaires se sont convaincus en examinant

soigneusement les murs, qu'ils ont trouvés partout très secs. On n'aura pas de peine à le concevoir, si l'on fait attention que l'on a mis un soin
extrême à recueillir les eaux qui sont abondantes.
Elles coulent dans des canaux, qui, bien entre-
tenus, les transmettent sans en perdre un filet
dans des bassins, où, parfaitement retenues,
elles ne peuvent avoir aucune influence fâcheuse, et servent au contraire à l'agrément;
après quoi, devenues utiles, elles vont alimen-
ter les bains, etc. Quant aux eaux pluviales qui
pourraient nuire en se précipitant du coteau sur
la maison, on a bétonné très exactement de ce
côté tous les murs, et pratiqué à leur pied un canal en pierre par où elles s'écoulent en dehors
du clos. Pouvait-on, je le demande, prendre plus
de précautions pour se prémunir contre le ra-
vage des eaux et les effets de l'humidité ? Aussi,
je le répète, n'en avons-nous apperçu aucune
trace, non seulement dans les appartemens du
premier étage, mais encore au rez-de-chaussée,
où se trouvent un beau salon d'été qui s'ouvre
sur la grande terrasse, un salon d'hiver, une
grande salle à manger, etc. Sur le derrière de
cette pièce on a placé un calorifère d'où partent
des tuyaux de chaleur qui sont ensuite distribués

(51)

dans tous les appartemens, où ils entretiennent une température égale.

C'est au premier étage que sont les apparte- mens réservés, du côté de l'est et du midi, aux pensionnaires, qui ont ainsi des logemens plus sains, puisqu'ils sont continuellement exposés à l'action bienfaisante du soleil, et en même temps plus agréables, vu qu'elles ont en perpective un paysage charmant, et sous leurs croisées une ter- rasse jonchée de fleurs. Le reste de cet étage est occupé soit par les filles domestiques, soit par M. et Mme Jal ainsi que par Mme Jal mère; rap- prochement calculé à dessein pour qu'à chaque instant du jour et de la nuit on soit à portée de veiller aux besoins des pensionnaires. Qu'il me soit permis de rendre ici un témoignage éclatant aux qualités aimables de ces deux dames. Plei- nes de douceur et d'affabilité, modèles de vertu, d'une éducation soignée, en quelles mains les mères de famille pouvaient-elles mieux placer leurs filles, dépôt précieux dont la garde est un ministère sacré ? Bien faites pour le remplir, elles sont pour ces demoiselles, l'une, une mère, l'autre, une sœur, et toujours une amie. Quant au docteur Jal, on peut affirmer qu'il a toutes les qualités requises pour être à la tête d'un sem-

blable établissement ; des talens comme médecin , des connaissances en mécanique , un zèle
infatigable et un désintéressement tel , qu'il a
quitté toute sa clientelle de la ville, pour se livrer
entièrement aux soins minutieux qu'exige sa
maison.

On voit déjà par les détails dans lesquels nous
venons d'entrer, que l'établissement orthopédique
d'Oulins, un des plus complets en ce genre, puisqu'on y traite toutes les difformités , offre aux parens toute sécurité sous le rapport sanitaire. En-
visageons maintenant la question sous le rapport
thérapeutique , c'est-à-dire , examinons le plan
de traitement adopté pour la guérison des déviations de la colonne vertébrale, et suivons le docteur Jal dans l'application des appareils et autres moyens employés pour l'obtenir.

Je n'entrerai pas dans la description détail-
lée des divers objets nécessaires au traitement
de chaque malade ; outre qu'elle serait fasti-
dieuse pour vous , elle serait difficile à compren-
dre sans avoir le modèle ou la gravure sous les
yeux. Je n'indiquerai donc que ce qu'il faut savoir pour bien saisir le jeu et apprécier les effets
des machines. La principale est un lit destiné à
opérer l'extension du rachis, de même forme,

mais plus long, qu'un lit ordinaire; il est garni
d'un sommier de crin qui, sans être trop dur,
cède peu au poids du corps, et que l'on peut in-
cliner à volonté. Ne pouvant pas agir immédia-
tement sur les extrémités de la colonne qu'on
veut redresser, on se sert de la tête qu'on fixe
au panneau correspondant du lit, et du bassin,
qu'on tire au moyen d'une puissance qui s'étend
du panneau opposé où elle est assujettie. La contre-extension s'opère de la manière suivante : en
dedans du panneau de la tête du lit est fixée une
tige de fer, à laquelle un ressort croisé en forme
d'X tient de manière à monter ou à descendre,
suivant le besoin, c'est-à-dire, selon que la tête
est plus ou moins élevée. A ce ressort est accro-
ché une espèce de casque composé d'un demi-
cerceau en fer, dont la convexité porte à son milieu le crochet qui l'unit au ressort, et dont les
extrémités correspondant aux oreilles sont solidement fixées à un cerceau entier de même métal et
plus large que la tête; des côtés de ce cerceau
partent des courroies qui passent devant et derrière les oreilles, et supportent un collier en cuir
bien rembourré, lequel prend son point d'appui sur le bord libre de la mâchoire inférieure
et sur la nuque. A la puissance contre-extensive

ainsi disposée, on ajoutait, et quelques praticiens ajoutent encore, deux courroies qui, convenablement garnies, embrassent les aisselles,
et, réunies ensuite, vont s'attacher au panneau
du lit. C'était dans l'intention d'assujettir les
épaules, de diviser la résistance et de porter sur
la portion dorsale de la colonne, par l'intermédiaire des muscles qui s'y rendent de l'épaule,
l'effort contre-extensif qui sans cela se passe entièrement sur la région cervicale. Ces brassières
que nous croyons avantageuses dans l'extension
verticale, parce qu'alors il est nécessaire de soutenir les épaules, nous ont paru inutiles dans
l'extension horizontale; aussi, comme elles gênent les malades, le docteur Jal a-t-il sagement
fait de les supprimer. Quant à l'extension, elle se
fait à l'aide d'une large ceinture en cuir, également rembourrée avec soin, laquelle, plus étroite
à son bord supérieur qu'à l'inférieur, embrasse
uniformément les hanches; prenant ainsi son
point d'appui sur la crête de l'os des îles, elle est
serrée en avant au moyen des courroies et des
boucles. Des côtés de cette ceinture partent, à
droite et à gauche, deux courroies, dont l'une
est ramenée vers les panneaux latéraux du lit, où
elle est fixée; et l'autre, plus large et plus lon-

gue se rend, au pied du lit, dans la gorge d'une poulie de renvoi placée en dedans du panneau du lit à la hauteur de la surface supérieure du matelas, se réfléchit vers la branche correspondante d'un ressort, et s'y fixe. Au milieu de ce ressort qui est suspendu transversalement est attachée une corde qui remonte vers un treuil placé au-dessus, et sur lequel elle s'enroule au moyen d'une manivelle qui fait tourner ce treuil. Par l'effet de l'enroulement de la corde, le ressort des pieds est tendu, la corde qui y tient est tirée, et avec elle chacune des courroies qui s'attachent à la ceinture. Par là le corps est tiré vers le panneau des pieds du lit, et en vertu de ce mouvement, le ressort de la tête est à son tour tendu, double action à l'aide de laquelle la colonne épinière est étendue par ses deux extrémités à-la-fois. On juge de la quantité de forces qu'on déploie par le moyen d'une romaine adaptée au treuil. Il y a quelque temps que M. Jal, toujours dans l'intention de partager les efforts de la puissance extensive, entourait les jambes, au-dessus des malléoles, de liens circulaires bien garnis, d'où partaient des courroies qui venaient se réunir à celles de la ceinture ; mais ayant reconnu que ce moyen ne sert qu'à incommoder les malades sans aucun fruit, il y a renoncé.

Le lit que je viens de décrire sommairement
est construit sur le modèle de ceux de l'établissement de Wurtsbourg, dont le dessin a été apporté en France par M. Milli. C'est celui qui est
généralement adopté dans les établissemens orthopédiques de la capitale. Il est bien préférable
à celui de M. Humbert de Morley. Dans ce der-
nier on n'emploie que des léviers pour faire l'extension. Ajustés aux deux panneaux opposés du
lit, ils agissent directement l'un sur le bassin,
l'autre sur la tête, qu'ils tirent par saccade pendant qu'on met la puissance en jeu, et qu'ils
maintiennent au même point lorsqu'ils ont été
fixés. Si l'extension est trop faible, le but est
manqué ; si au contraire, ce qui doit arriver fréquemment, parce que n'ayant pas le moyen de
calculer la somme de forces employées, on ne
s'arrête guère que lorsque la malade donne des
signes de malaise ou même de douleur; si, dis-je,
l'extension est trop forte, que d'accidens peuvent en résulter ! N'est-ce pas alors qu'on aurait à craindre le tiraillement des nerfs, la dis-
tension des vaisseaux sanguins, l'augmentation
de l'état pathologique des fibro-cartilages dans
certaines gibbosités, à cause de la douleur vive
que ces tractions brusques et violentes ne man-

queraient pas de produire? Et , sans parler des excoriations qu'une compression trop forte de la part de la mentonnière peut occasionner sur les parties qu'elle recouvre, du gonflement œdémateux qui survient alors au cuir chevelu , des violentes céphalalgies qui résultent de congestions sanguines sur le cerveau , n'a-t-on pas surtout à redouter les effets désastreux de ces efforts démesurés des agens extensifs , moins sur le bassin , dont les os sont si solidement assujettis entre eux et avec le rachis par le nombre et la force des ligamens et des muscles, que sur la tête , qui a des moyens de connexion beaucoup moins puissans? Le docteur Lachaise qui a fait imprimer dans les archives de médecine un mémoire sur les déviations de la colonne vertébrale, et qui, pour le dire en passant, combat l'extension continuelle comme infiniment dangereuse , et repousse les moyens mécaniques dans tous les cas indistinctement ; le docteur Lachaise va jusqu'à prétendre qu'il serait possible qu'à force de répéter ces tractions , non seulement la moelle épinière, si délicate et si sensible, n'éprouvât par son brusque allongement une lésion bientôt mortelle, mais encore que la deuxième vertèbre cervicale , peu à peu écartée de la première , ne permît à l'apophyse odontoïde de passer tout-à-coup derrière le ligament transversal. Nous sommes loin d'adopter une opinion aussi exagérée ; sans doute il a raison de se plaindre , et les reproches qu'il adresse à l'extension sont fondés , s'il parle de ces appareils au moyen desquels on tire le tronc par secousses et sans ménagement , où l'on est privé de l'avantage de graduer la puissance, d'en calculer la force ; mais ils sont injustes quand il les fait à l'extension en général. En effet, exercée avec douceur , avec une sorte de balancement , ainsi que cela a lieu au moyen des ressorts dont nous avons parlé, l'extension, comme l'expérience le prouve chaque jour, n'entraîne aucune suite fâcheuse , notamment lorsqu'à la faveur d'un cadran on peut savoir le point précis d'où l'on est parti et calculer au juste les degrés qu'elle gagne de jour en jour.

Cependant un médecin fort instruit, de la capitale , et dont l'opinion est d'autant plus propre à faire autorité en cette matière , qu'il s'est beaucoup occupé des difformités du corps humain , et qu'il est lui-même à la tête d'un des principaux établissemens orthopédiques , le docteur Maisonabe a cru devoir remplacer le lit de Wurtzbourg par un autre de son invention. Plus em-

pressé d'être utile en publiant le fruit de ses observations, que jaloux de servir ses intérêts privés
en gardant pour lui ses découvertes, il a donné
la description du lit dans le premier numéro de
son journal. Suivant ce praticien éclairé, l'extension, pour être aussi fructueuse que possible,
ne doit se faire ni brusquement, ni par saccades,
ni d'une manière variable et indéterminée, comme
dans les lits où l'on emploie les ressorts. En effet, lorsque la tension de ces derniers a été portée à un certain degré, elle cesse peu à peu d'ê-
tre la même, et par conséquent d'agir avec la
même force, parce que les ressorts reviennent
sur eux-mêmes, en proportion de l'allongement
où plutôt du redressement de l'épine, au point
qu'il arrive un moment où l'extension n'a presque
plus lieu, à moins qu'on ne tende de nouveau
les ressorts, en faisant mouvoir le treuil.

C'est pour parer à cet inconvénient que le
docteur Maisonabe a substitué aux ressorts de
Wurtzbourg des poids d'une valeur déterminée,
et disposés de la manière suivante : suspendus à
des cordes qui se réfléchissent sur des poulies de
renvoi, et vont s'attacher, les unes aux courroies qui partent de la ceinture, les autres à l'espèce de casque auquel se fixe le collier, et portés

sur des charriots à trois roues de cuivre, qui s'en-
gagent dans autant de coulisses, ils glissent sur
des bascules en bois placées au-dessous du fond
du lit, agissent sur la tête et sur le bassin qu'ils
entraînent en sens opposés, et produisent ainsi une
extension continuellement soutenue, invariable
comme la puissance qui l'opère, et en même
temps appréciable au moyen d'un fractionnaire.
A l'aide de ce mécanisme ingénieux, non seulement la puissance représentée par les poids a
toujours une force égale, une action continue,
mais on peut encore agir à volonté et d'une manière particulière sur celle des hanches qui est
plus élevée que l'autre, comme cela arrive assez
ordinairement, en y ajoutant une puissance accessoire, qui, sans nuire à la traction commune
et directe, en produit une latérale temporaire
ou permanente, selon le besoin; c'est ce qu'on ne
saurait faire avec le lit à ressorts, où la puissance extensive réside dans un agent d'égales
forces des deux côtés. Le docteur Jal, à qui tous
les sacrifices sont faciles dans l'intérêt des jeunes
personnes qui lui sont confiées, a fait venir le lit
de Paris; il y a placé une demoiselle, et il laisse
à l'expérience le soin de décider auquel des deux
doit être accordée la préférence.

Indépendamment de l'extension horizontale, le docteur Jal employait aussi celle qui se fait verticalement et qui est en usage dans quelques établissemens orthopédiques. C'est une modification de la machine de Levacher ou de l'appareil de jour de Venel, avec cette différence que ces derniers conservaient aux malades l'avantage bien grand de l'exercice, tandis qu'avec la machine dont il s'agit ici, la jeune personne est dans un repos forcé. C'est un fauteuil à roulettes dans lequel celle-ci est fixée à l'aide d'une ceinture, de manière à ne faire pour ainsi dire qu'un avec le fauteuil. Le tronc est assujetti contre le dossier au moyen des courroies qui embrassent les aisselles, soutiennent et soulèvent les épaules. A l'extrémité supérieure et recourbée d'une forte tige de fer dont le tiers inférieur est solidement fixé au fauteuil, s'unit une espèce de casque, à quelque différence près, semblable à celui dont on se sert pour le lit, et qui a absolument la même destination. Par le secours d'une clé qui fait mouvoir une roue à dents ajustée au bout de la tige qui surmonte le fauteuil, on tire en haut la tête et avec elle la colonne épinière, et l'on arrête l'extension au point que l'on veut par le moyen d'un cliquet. M. Jal, qui se servait aussi du fauteuil mécanique lorsque vos commissaires ont visité son établissement, en a depuis abandonné l'usage. Il s'y est déterminé par les raisons suivantes : si c'est à titre de délassement qu'on y place les jeunes personnes, on s'abuse ; elles y sont, de leur aveu, dans une position gênante, douloureuse ; la tête supportant tout le tronc pendant l'extension, il en résulte des souffrances plus ou moins vives dépendantes de la compression de la mentonnière sur la mâchoire inférieure dont les tégumens peuvent être excoriés, comme on l'a remarqué chez des personnes soumises pendant tout leur traitement à l'action du fauteuil. Les avantages qu'on pourrait se promettre de ce moyen étant plus que compensés par les inconvéniens, M. Jal a eu raison d'y renoncer.

Un moyen, qui bien que très simple ne laisse pas de faire partie essentielle du traitement, ce sont les béquilles dont se servent toutes les pensionnaires. Plus longues qu'on ne les porte ordinairement, elles ne permettent que difficilement de poser à terre tout le pied, ce qui est cause que, dans la progression, les épaules, et avec elles le tronc, sont soulevés ; mais afin que le mouvement ne soit pas trop brusque, on a

ajusté au bas de la béquille un ressort solide en-
fermé dans une petite botte en cuir.

Quoique nous ne placions pas l'appareil fumigatoire au même rang que le lit mécanique, dans
l'ordre de leur importance, nous ne le regardons
pas moins, je le répète, comme un puissant
auxiliaire. S'il est vrai que quelques médecins
exagèrent les avantages de la méthode fumigatoire, ne peut-on pas dire en revanche que d'autres n'y ayant aucune confiance, pèchent par un
excès contraire et se privent sciemment d'une
grande ressource ? Le docteur Maisonabe va plus
loin ; il prétend que l'administration des bains et
douches de vapeurs est non seulement inutile,
mais même préjudiciable. Il dit avoir vu surve-
nir par leur usage des congestions sanguines ou
lymphatiques, vers l'épine, à la suite desquels
des dépôts se sont formés. Ne confondons pas ici
l'abus avec l'usage ! Avait-on bien discerné les
cas qui réclament ou repoussent leur emploi.
Quant à nous, loin de redouter les effets des
bains de vapeurs, pourvu qu'ils ne soient pas in-
tempestivement administrés, que la douche ne
soit pas donnée sans règle, ni mesure, il nous
semble que leur utilité ne saurait être contestée
dans beaucoup de cas. Qu'on s'en dispense chez

les jeunes personnes qui ne doivent leurs déviations qu'à une action mécanique, comme une attitude vicieuse , etc. , c'est bien ; mais dans les
diathèses morbides que nous avons indiquées , et
qui introduisent dans l'organisme un état pathologique qui s'étend aux tissus osseux et le ra-
mollit , ne retire-t-on pas d'excellens effets de la
méthode fumigatoire ? n'a-t-on pas également à
se louer de l'avoir mise en usage chez les jeunes
filles qui offrent cette disposition rachitique dont
nous avons parlé plus haut et qui précède la plupart des déviations spinales ? Peut-on nier que
dans tous les cas où la constitution est plus ou
moins débilitée , il n'y ait beaucoup d'avantages
à exciter la peau et à produire sur les tissus
blancs affaiblis , soit une réaction sympathique
salutaire , soit une révulsion d'autant plus efficace que la surface cutanée aura été plus large-
ment et plus vivement affectée par l'action des
vapeurs ? Ensuite la douche locale ne sera-t-elle
pas efficace pour irriter et fortifier des muscles
dont la faiblesse, occasionnée par leur inaction
habituelle , a laissé prendre à leurs antagonistes
cette funeste prépondérance qui a commencé la
déviation ? Tandis que la même douche rendue
émolliente et à la température la plus basse pos-

sible, concourra avec l'immobilité à détruire peu à peu cette force en excès. Au reste, ce qui semble autoriser à croire que la méthode fumigatoire est réellement utile, quand elle est appliquée à propos, c'est qu'elle est généralement employée dans les établissemens orthopédiques.

Quoi qu'il en soit, je doute que dans aucun d'eux on ait pris plus de soin pour en rendre l'administration facile et en assurer le succès, que dans celui de M. Jal. C'est en petit l'appareil le plus parfait que je connaisse ; il est dû aux soins de M. Denave, architecte habile, qui l'a créé comme par enchantement, et du docteur Rapou, son gendre, dont les profondes connaissances en mécanique et une grande expérience lui ont acquis dans ce genre une supériorité marquée. Construit sur les derrières de la maison, l'établissement des bains communique avec celle-ci par un large corridor, en sorte que les jeunes personnes peuvent s'y transporter et en revenir après le bain et la douche sans s'exposer aux intempéries de l'air. On a si bien profité du terrain que dans un espace assez étroit on a ménagé les pièces suivantes : 1.º celle où est la chaudière qui contient l'eau : celle-ci, réduite en vapeur, est conduite par des tuyaux dans les cabinets de douches et de bains, après avoir traversé des vases de cuivre ou de plomb fermés hermétiquement, où elle se charge de divers principes suivant la médication qu'on veut obtenir ; 2.º le cabinet où l'on administre la douche , disposé en forme de rotonde et ceintre dans le haut, de manière que la vapeur qui se rassemble à la voûte, au lieu de retomber en gouttes froides , vient ruisseler le long des murs et se perdre sous le plancher ; 3.º un cabinet renfermant un bain par encaissement pour les vapeurs sèches ; 4.º deux autres cabinets contenant chacun un bain semblable , mais pour les vapeurs humides. Toutes ces pièces sont décorées avec soin et placées les unes à côté des autres ; 5.º une espèce de vestiaire où sont rangés par ordre numérique les objets d'habillement nécessaires aux baigneuses.

Tels sont, Messieurs, les moyens qui servent au traitement des déviations du rachis. Examinons-les maintenant dans leur application , afin de mieux juger de leurs effets. Les demoiselles qui entrent dans l'établissement , commencent par se faire à l'usage des béquilles dont elles parviennent ensuite à se servir avec tant d'adresse qu'elles montent et descendent un escalier en courant , et dansent même avec grâce. Elles sont soumises graduellement aux autres moyens, et ce n'est que peu à peu qu'on porte l'extension au point convenable pour agir efficacement.

Voici l'ordre adopté dans l'établissement : à neuf heures, on couche les pensionnaires les unes après les autres. Vêtues d'une chemise de laine, elles sont étendues sur le lit mécanique qui leur est destiné ; on place la ceinture, et dans la crainte que le tronc n'exécute, pendant le sommeil des mouvemens involontaires qui pourraient nuire à l'extension, on l'assujettit aux panneaux du lit avec des courroies ; puis, la mentonnière étant placée, l'on met en jeu la puissance extensive. En général, l'extension n'est portée pendant la nuit qu'à un degré plus faible que pendant le jour, afin que la malade puisse se livrer au sommeil. Il suffit de maintenir la colonne vertébrale au point où elle a été amenée, et par conséquent de ne pas perdre dans la nuit ce qu'on a obtenu pendant le jour. Les précautions sont poussées à tel point, que si l'une des demoiselles est obligée de se lever pendant la nuit, c'est M. Jal lui-même qui vient rétablir l'appareil, ce qui, comme on le voit, exige continuellement sa présence. A cinq heures du matin, on administre successivement à celles des pensionnaires qui en

★

ont besoin des bains ou douches de vapeurs, tantôt aqueuses, tantôt aromatiques ; sulfureuses, etc. , suivant les indications qu'on veut remplir et selon qu'on veut agir sur la totalité du corps ; ou sur tel ou tel point en particulier, débiliter tel faisceau musculaire, ou exciter tel ou tel autre. Les malades sont ensuite replacées dans leur lit et soumises à une nouvelle extension qui est portée plus loin que dans la nuit, mais que le médecin gradue suivant la force du sujet. Elles restent au lit jusqu'à neuf heures dans cet état d'extension permanente qu'elles supportent très bien. Ce qui prouve, contre l'opinion du docteur Lachaise, qui a exagéré les dangers de cette extension , qu'elle peut s'exercer impunément , c'est que le sommeil n'est point troublé , et que pendant les heures que les malades passent au lit après la médication fumigatoire, temps durant lequel l'extension est aussi forte que possible , elles causent entre elles, conservent leur gaîté , lisent , écrivent, etc. Quant à moi, j'affirme que toutes celles que j'ai vues et interrogées n'offraient rien ni dans le langage, ni dans l'expression de la figure, qui pût faire penser qu'elles souffrissent. Cependant à neuf heures elles se lèvent, et armées de leurs béquilles elles se rendent à la salle à manger pour déjeûner. La promenade succède au repas, et aussitôt après elles remontent dans leurs appartemens pour être mises de nouveau dans le lit mécanique. C'est à cet instant que M. Jal les plaçait autrefois dans le fauteuil; j'ai dit les raisons qui l'avaient déterminé à préférer l'extension horizontale, position qui ne les empêche point de se livrer aux occupations qui se rapportent à leur éducation; pour leur en faciliter les moyens on a ajusté aux panneaux des lits des tiges de fer qui supportent un pupitre composé de plusieurs pièces réunies par des charnières, et susceptibles d'être élevées ou baissées à volonté pour servir de table ou de pupitre. Elles gardent le lit jusqu'à quatre heures ; après la toilette elles se rendent à la salle à manger pour le dîner. Et remarquez que, pour diminuer autant que possible les inconvéniens qui résultent de l'abandon momentané des puissances extensives, chaque demoiselle est assise sur une chaise faite à sa taille et garnie de chaque côté d'une crosse qui s'élève à volonté, tient les épaules soulevées pendant tout le temps que dure le repas, et empêche ainsi le tronc de s'affaisser sous leur poids ; mais la tête n'étant pas soutenue, retombe toujours plus ou moins entre les épaules, inconvénient auquel il est facile de remédier. La nourriture est très substantielle et de nature à fortifier le corps. C'est dans l'usage modéré d'un bon vin, et d'alimens composés presque exclusivement de substances animales , qu'on trouve les stimulans naturels et les meilleurs toniques.

Le dîner achevé, tout se disperse, c'est le moment des exercices gymnastiques. On va de nouveau respirer l'air extérieur, on se promène, on court, on danse : en un mot on se lasse. Les jeux folâtres, les ris bruyans, tout annonce avec quel plaisir la liberté succède à l'esclavage. Outre la promenade, on emploie quelquefois la suspension par les bras au triangle mouvant, mis en usage dans l'établissement gymnastique de M. Clias , à Berne. L'exercice est à nos yeux d'une telle importance que nous le regardons comme partie intégrante du traitement, sans nous dissimuler cependant qu'il a aussi son mauvais côté. En effet, la déviation, déjà plus ou moins corrigée, tendra à revenir à son premier état dès que l'extension aura cessé; rien de plus vrai, et néanmoins tel qu'il est, cet inconvénient est moindre que celui auquel donnerait lieu le séjour constant des malades dans le lit. Qui ne sait que le défaut absolu d'exercice diminue les forces générales, trouble les diges-

tions , dérange les règles , et que du désordre de
ces deux fonctions essentielles résulte la perte
de la santé , que ni les toniques, ni les emmé-
nagogues ne sont bientôt plus capables de rétablir. C'était pour parer à ces accidens , ou mieux
pour obtenir à-la-fois les avantages précieux de
l'exercice et les bons effets de l'extension, que Levacher et Venel avaient conseillé leurs appareils.
Le docteur Fodéré , qui a reconnu l'inconvénient
dont je parle, l'a également signalé à l'attention
des médecins orthopédistes. Il les engage à employer un moyen , à l'aide duquel on puisse tenir constamment la tête soulevée et les épaules
au même niveau. Nous n'hésitons pas à exprimer
le même vœu ; le docteur Jal s'en occupe en ce
moment. Pour que la machine en question rem-
plisse le but qu'on se propose, il faut qu'elle soit
simple et légère : simple , parce que ne devant
servir que pendant le temps des repas et des récréations , qui n'est que de quelques heures , il est
inutile qu'il opère l'extension ; légère, pour que
les malades qui la portent puissent se livrer à tous
les exercices.

Nous avons parcouru le cercle des vingt-quatre
heures, et, comme vous avez dù le remarquer,
Messieurs , il n'y a pas un instant de perdu ,

puisque pendant dix-sept à dix-huit heures les jeunes personnes sont dans le lit mécanique, que le reste du temps est consacré aux bains et douches de vapeur, ou à la promenade, et qu'enfin pendant les repas et les récréations, on lutte encore à l'aide des béquilles contre la maladie. Ce n'est en effet, que par le concours de tous ces moyens qu'on peut espérer des résultats avantageux.

L'établissement de M. Jal étant encore récent, nous ne pouvons citer des exemples de guérison parfaite ; mais ce que nous pouvons attester et ce qui nous suffit pour le recommander à votre bienveillance, dont il est digne, c'est que parmi les demoiselles qui sont en traitement, il en est dont la guérison est déjà avancée, et d'autres qui éprouvent une amélioration sensible qui fait concevoir les plus heureuses espérances, et que d'ailleurs cet établissement réunit toutes les conditions qu'on peut désirer, soit pour la sécurité morale des parens, soit pour la manière dont les malades y sont soignées, et surtout par rapport au zèle et à l'intelligence du médecin qui en est le fondateur et le directeur. Rien ne s'y fait sous le sceau du mystère ; les malades, il est vrai, voulant garder l'incognito, sont dérobées aux regards des étrangers ; mais leurs parens, leurs médecins sont admis avec empressement et peuvent les visiter quand bon leur semble. Le docteur Jal, toujours prêt, dans l'intérêt de ses malades, à se concerter avec· le médecin qu'on lui désigne, accueille les conseils qui peuvent l'éclairer sur la nature de la maladie qu'il a à guérir et l'amener à des modifications importantes, soit dans la partie mécanique, soit dans l'administration de quelques remèdes internes. Il se fait même un plaisir de montrer son établissement aux gens de l'art qui, sans y avoir des malades, désirent le connaître. Les modèles en plâtre, qu'il a soin de prendre chaque fois qu'une malade entre chez lui, l'appareil fumigatoire, les machines extensives, tout leur est montré, tout leur est expliqué, ce médecin philanthrope étant convaincu que tout ce qui tient au progrès de la science et au bien de l'humanité ne doit jamais être tenu secret.

Quelque parfaite que soit la nouvelle méthode de traiter les déviations de la colonne vertébrale, avec quelle exactitude qu'on procède à l'application des machines extensives les mieux faites et les plus savamment combinées, il ne faut pas s'attendre à des miracles. Sans doute plus les jeu-

nes malades seront dociles, plus elles auront de
persévérance ; et d'un autre côté, moins la déviation sera ancienne, moins elle sera considérable,
ét plus il sera facile, toutes choses égales d'ailleurs, de redresser l'épine. Mais en général nous
ne croyons pas qu'on doive compter sur des succès bien prompts. Dans les circonstances mêmes
où rien ne semble devoir s'opposer à une guérison parfaite, nous estimons que le laps de temps
nécessaire est plus long qu'on ne le pense com-
munément. En effet, ce n'est pas seulement le
redressement de la colonne épinière, ce qu'il est
aisé d'obtenir dans les déviations récentes et sans
complication, qui constitue la véritable curation,
mais bien la consolidation des parties affectées.
Or, ne pouvant calculer *à priori*, et déterminer
d'une manière positive la durée du temps nécessaire pour l'obtenir, il est prudent de continuer
le traitement même au-delà de l'époque où la difformité s'est effacée, en se relâchant toutefois de
la sévérité habituelle. Nous invoquerons à l'appui
de cette assertion le témoignage du docteur Maisonabe, qui s'est fortement prononcé en faveur
de cette sage temporisation. Il a même censuré
quelques points du mémoire du docteur Fodéré
qui lui paraît s'en être trop rapporté à la parole

du maître. Aussi, fondé sur ses nombreuses observations, et désabusé par sa propre expérience et par celle des autres, ne croit-il nullement à ces guérisons si promptes qui ont été publiées. Il ne doute pas que chez les jeunes personnes trop tôt livrées à elles-mêmes, la déviation ne finisse par reparaître.

Nous avons pris à tâche, Messieurs, de vous faire connaître l'état dans lequel se trouvait l'établissement du docteur Jal, lorsque vos commissaires s'y sont transportés, et vous avez pu suivre en quelque sorte, les améliorations importantes qu'il y a introduites, depuis cette époque jusqu'à ce jour, c'est-à-dire dans l'espace d'environ quatre mois. Aussi bien persuadés que cet établissement remplit toutes les conditions morales et sanitaires qu'on peut désirer, que son auteur a complètement atteint le but qu'il s'était proposé, et qu'en conséquence les mères de famille, en y plaçant leurs filles, ne seront point trompées dans leurs espérances, vos commissaires n'hésitent-ils point à vous le présenter, non comme le plus parfait en ce genre, mais assurément comme propre à soutenir la concurrence avec ceux de la capitale. Nous ne vanterons point l'établissement d'Oulins au détriment des autres;

tous prospéreront sans doute lorsqu'ils seront dirigés par des médecins instruits et pleins de zèle. Le nombre des malades qui les fréquentent n'atteste que trop le besoin de cette institution, et l'on peut prédire, sans crainte d'être démenti, que la société n'aura qu'à se féliciter de la création des établissemens orthopédiques, et rendra des actions de graces à leurs fondateurs. Qu'une noble émulation s'établisse donc entre eux, nous y applaudirons tant que ces rivalités n'auront pour mobile que des sentimens généreux et pour but les progrès de la science et l'avantage des malades.

Plus qu'une réflexion, Messieurs, et ce sera par elle que l'organe de votre commission terminera ce rapport. Montés à grands frais, les établissemens orthopédiques ne sont accessibles qu'à la classe opulente de la société. Serait-il donc impossible de faire participer les pauvres à un si grand bienfait? Non, sans doute. Déjà, dans plusieurs hôpitaux, l'on se propose de consacrer une salle aux bains et douches de vapeurs. Pourquoi n'en réserverait-on pas une portion pour y placer quelques lits mécaniques les plus simples possibles? Et qui mieux qu'une société d'hommes consacrés par état au soulagement de toutes les misères humaines , peut en exprimer le vœu à l'autorité supérieure et lui en faire sentir l'utilité?

Les membres du bureau :   *Les membres de la commission :*

MM. MARTIN, président,
    LUSTERBOURG, trésorier.
    CAP, archiviste.
    GABILLOT , secrétaire du bureau.

MM. JANSON , professeur à l'école sécondaire de médecine de Lyon.
    MONTAIN, id.
    SÉNAC, id.
    CHAPEAU, secrétaire du bureau de la Société de médecine.
    BEAUMERS, rapporteur.

Certifié conforme :

Le secrétaire général, PICHARD, D. M. P.

www.ingramcontent.com/pod-product-compliance
Ingram Content Group UK Ltd.
Pitfield, Milton Keynes, MK11 3LW, UK
UKHW020936120726
13693UKWH00003B/1356